RATGEBER FÜR INTERVALLFASTEN 16:8, 20:4, 5:2, ALTERNIERENDES FASTEN, ALTERNATIVEN: 12 STUNDEN ODER EINEN TAG PRO WOCHE FASTEN

Inhaltsverzeichnis

* * *

* * *

Einführung

Möchten Sie lang, gesund, sinnvoll und einfach normal mit hoher Lebensqualität leben ? Das Intervallfasten ist trotz vieler Theorien ein Rezept dafür. Ich habe keine Person gesehen, die über 90 Jahre alt ist und gleichzeitig Übergewicht hat! Und heute sterben mehr Menschen weltweit an Übergewicht als an Hunger. Laut der Studie „The Global Burden of Disease" vom 2010: im Jahr 1990 war Unterernährung die häufigste Ursache für die Krankheitslast, gemessen an der Anzahl der Jahre gesunden Lebens, die ein Durchschnittsmensch voraussichtlich verlieren wird infolge von Krankheit oder frühem Tod. Damals wurde ein hoher Body-Mass-Index (BMI) auf Platz zehn gewählt. Jetzt ist die Unterernährung auf den achten Platz gesunken, während der BMI zur sechsthäufigsten Ursache für Krankheitslast geworden ist.

Das Intervallfasten (IF), auch intermittierendes oder alternierendes Fasten genannt, besteht darin, ein mind. 12 Stunden langes Fenster zu haben, während dessen man nichts isst (also keine Kalorien aufnimmt). Das Verhältnis Fastenstunden zu Essstunden kann auch z.B. 16:8, 20:4 oder gar 23:1 sein. Man kann an einem Tag pro Woche fasten (6:1), oder an drei Tagen (4:3) etc.. IF hat mittlerweile zahlreiche, wissenschaftlich belegte Vorteile, und sehr wenig potentielle Nachteile, die vor allem für spezielle Menschengruppen gelten. Sonst wird IF praktisch von allen Experten anerkannt und empfohlen.

IF ist sehr einfach zu erreichen, wenn eine Person morgens das Frühstück verpasst, was einfach ist, da der Appetit morgens ohnehin gering ist. Es ist auch leichter, wenn man tagsüber beschäftigt ist und nicht an Essen denkt.

* * *

Geschichtliches

Diese Ernährungsweise ist in unserer Geschichte bekannt und war sogar sehr lange normal gewesen, da wir in der jüngeren Vergangenheit durchschnittlich einmal am Tag gegessen haben. Erst vor ca. 100 Jahren wurden die Frühstück und

Mittagessen eingeführt - praktisch mit der Erfindung der Glühbirne. Auch in der religiösen Welt ist die IF-Diät bekannt - z. B. das Fasten im Christentum oder Ramadan im Islam.

Von der Römerzeit bis zum Mittelalter aßen alle mitten am Tag, aber es hieß Abendessen und war die Hauptmahlzeit des Tages. Das Mittagessen, wie wir es kennen, gab es nicht - nicht einmal das Wort.

Indianer z.B. aßen tatsächlich, wann immer sie den Drang verspürten.

Während des Mittelalters prägte das Tageslicht die Essenszeiten. Ohne Strom standen die Leute früher auf, um das Tageslicht zu nutzen. Die Arbeiter hatten von Tagesanbruch an oft auf den Feldern gearbeitet, so dass sie gegen Mittag hungrig waren.

Der ganze Tag war anders strukturiert als heute. Die Leute standen viel früher auf und gingen viel früher ins Bett.

Nach Angaben der Köchin Clarissa Dickson Wright wurde im 17. Jahrhundert angenommen, dass alle sozialen Schichten mit dem Frühstück begannen. Nach der Restaurierung Karls II. Tauchten Kaffee, Tee und Gerichte wie Rührei auf den Tischen der Reichen auf. In den späten 1740er Jahren tauchten auch Frühstücksräume in den Häusern der Reichen auf.

Dieses morgendliche Essen erreichte im 19. Jahrhundert in aristokratischen Kreisen ein neues Maß an Dekadenz, mit der Mode für Jagdpartys, die Tage oder sogar Wochen dauerte. Bis zu 24 Gerichte werden zum Frühstück serviert.

Die industrielle Revolution Mitte des 19. Jahrhunderts regulierte die Arbeitszeiten, und die Arbeiter brauchten eine frühe Mahlzeit, um bei der Arbeit zu bleiben. Alle Klassen begannen zu essen, bevor sie zur Arbeit gingen, sogar die Vorgesetzten und die Chefs.

Um die Wende des 20. Jahrhunderts wurde das Frühstück vom Amerikaner John Harvey Kellogg erneut revolutioniert. Er hat versehentlich gekochten Mais weggelassen und er wurde abgestanden. Er gab es durch einige Walzen und backte es, wodurch die erste Cornflake der Welt entstand. Er löste eine milliardenschwere Industrie aus.

In den 1920er und 1930er Jahren förderte die US-Regierung das Frühstück als die wichtigste Mahlzeit des Tages, aber dann machte es der Zweite Weltkrieg schwierig, das übliche Frühstück zu bekommen. Aber als Großbritannien aus den Nachkriegsjahren in die wirtschaftlich befreiten 1950er Jahre aufstieg, drangen Dinge wie amerikanische Toaster, geschnittenes Brot, Instantkaffee und vorgezuckertes Getreide in das Haus ein. Das war das Frühstück, wie wir es jetzt kennen.

* * *

Zusammenfassung und Hinweise

70% des Kalorienverbrauchs besteht aus Grundumsatz (Organfunktionen, Temperaturaufrechterhaltung usw.), deshalb ist das Fasten, und nicht der Sport, das stärkste Mittel zum Abnehmen. IF ist deswegen so effektiv als Diät, denn die Fettverbrennung findet im Körper erst durch die Abwesenheit von Insulin komplett statt. Insulin ist das Hormon, das Nahrungsstoffe von der Blutbahn in die Zellen transportiert und generell durch Nahrungsaufnahme synthetisiert wird (am wenigsten wird die Insulinsekretion durch Essen von Fett wie Butter z.B. stimuliert). Erst nach ca. 6-8 Stunden nach Nahrungsaufnahme beginnt die Sekretion des Insulingegenspielers – Glukagon, der die Freisetzung von gespeichertem Zucker (Glukose) von der Leber bewirkt. Gleichzeitig beginnt langsam erst dann auch der Fettabbau. Die Leber kann Kohlenhydrate (wie Glukose) speichern, die ca. für einen Tag als Energieversorgung ausreichen.

Der Stoffwechsel kann sogar während der ersten 48 Stunden des Fastens ansteigen. Fangen Sie mit IF langsam an, damit sich ihr Körper (z.B. Ihre Enzyme für Fettverbrennung) sich an die neue Stoffwechselweise anpassen kann.

Wenn Sie Probleme mit der Einnahme aller Lebensmittel in einer Mahlzeit haben, gehen Sie wie folgt vor:

Protein

Gemüse

Fette

Kohlenhydrate

Kontraindikationen von IF

IF oder auch längeres Fasten wird nicht empfohlen für:

• Schwangere

• Stillende

• Sehr dünne Personen, die zunehmen möchten

• Personen, die Stoffwechselprobleme oder -erkrankungen haben (z.B. Diabetes, Gallenblasenprobleme etc.)

* * *

Mögliche Nebenwirkungen von IF

Mittlerweile ist bekannt, dass IF viele Vorteile hat, aber ich bin sicher, dass ich nicht der einzige bin, der sich jemals gefragt hat, ob es irgendwelche negativen Auswirkungen gibt. Die gute Nachricht ist, dass viele der Nebenwirkungen im Laufe der Zeit verschwinden werden. Aber es ist definitiv etwas, das Sie beachten sollten, besonders wenn Sie gerade erst anfangen. Auf diese Weise wissen Sie, was Sie erwartet. Übrigens bin ich ein Fan von intermittierendem Fasten und mache es die ganze Zeit selbst, aber es gibt Vor- und Nachteile für jeden einzelnen Diätansatz, sogar für das Fasten.

Beginnen wir mit den offensichtlichsten Nebenwirkungen, dem Hunger, dem Verlangen und dem, was Sie dagegen tun können. Wenn Sie auf IF umsteigen, aber daran gewöhnt sind, jeden Tag drei Mahlzeiten pro Tag zu essen, oder wenn Sie es gewohnt sind, 5 oder 6 Mahlzeiten zu essen, werden Sie ein wenig hungrig sein, wenn Sie entweder das Frühstück oder das Abendessen auslassen. Ihr Körper ist an seinen normalen Routine-Fütterungsplan gewöhnt. Es setzt Hormone während der Tageszeiten frei, wann Sie normalerweise essen, um Hunger zu signalisieren, und Ihr Körper erhöht in diesen Zeiten sogar die Magensäure. Es wird also einige Zeit dauern, bis sich Ihr Körper angepasst hat.

Es gibt ein paar Dinge, die Sie tun können, um Ihren Hunger zu reduzieren. Eines der am meisten diskutierten ist, das Frühstück auszulassen und Kaffee zu trinken. Und obwohl das koffeinhaltige Getränk eine appetitunterdrückende Wirkung hat, ist es nicht mein bester Tipp für Sie, den Hunger zu reduzieren. Aber es kann sicher helfen und wenn Sie sich für dieses Getränk entscheiden, stellen Sie einfach sicher, dass es keine Sahne enthält und nicht gesüßt ist. Der beste Weg, um Hunger zu verhindern, besteht darin, nicht alles auf einmal zu tun. Viele Menschen versuchen, Kohlenhydrate zu reduzieren (kohlenhydratarm zu essen), Kalorien einzuschränken, zu fasten und gleichzeitig in die Ketose (Fetverbrennung) zu geraten. Dadurch verlieren Sie rapider Körperfett, oder? Nein. Das wird rasanter zu Heißhunger führen. Wenn Sie versuchen, intermittierend zu fasten, entfernen Sie Ihre Kohlenhydrate nicht gleichzeitig aus Ihrer Ernährung. Wenn Sie das Entfernen von Kohlenhydraten später mit IF kombinieren möchten, wenn Sie sich bereits angepasst haben, können Sie dies tun, indem Sie sogar einen IF-Diätplan im Keto-Stil erstellen. Aber ich würde nicht damit anfangen, denn viele Leute machen diesen Fehler und das macht sie einfach verrückt hungrig, macht sie nur nervös und dann ihre Diät versagt.

Die nächste mögliche Nebenwirkung sind Kopfschmerzen. Dies ist eine andere Sache, die nicht von Dauer ist, aber wenn Menschen zum ersten Mal mit dem Fasten beginnen, bekommen sie häufig Kopfschmerzen, die kommen und gehen, weil sich ihr Körper immer noch an ihren neuen Ernährungsplan gewöhnt. Indem Sie genug Wasser trinken, können Sie einige dieser Kopfschmerzen verhindern.

Ein Nebeneffekt, der für ein längerfristiges Fasten gilt, ist, dass Sie möglicherweise weniger Kraft und Gesamtleistung haben. Dies gilt jedoch nicht wirklich für IF, da Sie nur z.B. 16 Stunden fasten. Möglicherweise haben Sie beim ersten Start eine leichte Abnahme der Kraft, aber sobald Sie sich anpassen, sollte Ihre Leistng sofort wieder steigen. Wenn Sie nun tagelang fasten, was die Dinge verändert, wird sich die sportliche Leistung verringern.

Ein weiterer großer Nebeneffekt ist die Besessenheit. Die Leute sind besessen von den kleinen Dingen. Zum Beispiel sitzen sich einige Leute hin und warten 10 Minuten, weil sie Angst haben, ihr Fasten 10 Minuten früher zu brechen. Das ist verrückt, IF ist eine Form der flexiblen Diät. Die IF-Begründer wollten definitiv nicht, dass Sie von Ihren Fütterungs- und Fastenfenstern besessen sind. Sie versuchten, sich von einem restriktiven Diätmodell zu entfernen. Wenn Sie mit Ihrer Familie nach 7 oder sogar 6 Stunden Fasten im Restaurant sind und an diesem Tag etwas früher das Fasten brechen müssen, ist das nicht das Ende der Welt. Machen Sie sich keine Gedanken über die kleinen Dinge. Denken Sie daran, dass IF funktioniert, da es Ihren Insulinspiegel niedrig hält und Ihnen hilft, die Menge an Kalorien zu kontrollieren, die Sie für den Tag essen.

❖ ❖ ❖

Andere Nebenwirkungen von IF können sein:

1. Vermehrte Harnsäurebildung – sie hängt mit zwei möglichen Zuständen zusammen: Gicht (irgendeine Art von Arthritis oder Schmerzen in den Fußzehen) und Nierensteine (Harnsäurestein).
Eine große Funktion des Körpers ist es, ein Antioxidans zu sein. Während der Körper repariert und entgiftet, verwendet er Harnsäure als Antioxidans. Und der einfache Weg, die Harnsäure zu reduzieren, besteht darin, zu wissen, dass der pH-Wert des Körpers zu sauer ist und ein wenig alkalisiert werden sollte.

Heilmittel:

- Kaliumcitrat- und Elektrolytpulver

- Verzehren Sie mehr Gemüse

2. Erkältung - dies geschieht hauptsächlich in der Anpassungsphase oder wenn Sie in eine Hardcore-Ketose geraten, funktioniert die Schilddrüse nicht so gut.

3. Stimmungsschwankungen - besonders in den ersten drei Tagen. Wenn Sie mit dem IF beginnen, wird empfohlen, schrittweise damit zu beginnen und sich von Ihrem Körper sagen zu lassen, wie lange Sie ohne Essen auskommen würden. Wenn Sie Schwierigkeiten haben, von einer Mahlzeit zur nächsten zu wechseln, wissen wir, dass Sie eine Insulinresistenz haben und Symptome eines niedrigen Blutzuckerspiegels haben.

4. Übelkeit beim Essen - dies hat mit der Anpassung zu tun, da der Körper nicht an das Essverhalten gewöhnt ist. Es hängt normalerweise auch mit der trägen Gallenblase zusammen.

5. Ohnmacht - dies tritt nur auf, wenn Sie als Anfänger zu länger

fasten. Es wird empfohlen, nach dem Aufbau Ihrer Ernährung länger zu fasten.

6. Haarausfall - Dies kann auftreten, wenn Sie bereits einen Mangel haben.

* * *

Vorteile von IF

- 200 - 400% Anstieg des Testosterons bei Männern

- 100 - 150% Anstieg des Testosterons bei Frauen

- das menschliche Wachstumshormon (HGH) steigt bei Männern auf 2000%: es heilt, man erholt sich prompt, es verringert die Entzündung und hilft für ein würdevolles Altern (weil dessen Sekretion sonst mit dem Alter abnimmt), HGH schützt auch die Muskelmasse und verringert das Körperfett

- bis zu 1 300% HGH-Steigerung bei Frauen

- Erhöhung der Insulin- und Testosteronsensitivität

- Der Darm ruht und heilt (65% unserer Energie wird für die Verdauung benutzt), das heilt die Schleimhaut, balanciert die dortigen Bakterien

- Glucagon (ca. 6 Stunden nach der letzten Mahlzeit) beginnt, Körperfett als Brennstoff zu benutzen, setzt Glucose aus Leber und Muskeln frei, dieser Prozess wird durch körperliche Aktivität beschleunigt

- IF-Diät verbrennt mehr Fettgewebe als die einfache Kalorienreduzierung (wichtige Fakten zum Thema finden Sie hier: https://www.youtube.com/watch?v=4f42uZqUjmM)

- Nach 13 Stunden IF spitzt sich die Wachstumshormonsekretion, das führt zu Anti-Aging, Muskelaufbau und -reparatur, es heilt den Körper (z.B. den Darm), erhöht die Fettverbrennung, die im Alter nach 30 Jahren sonst abnimmt (wichtige Fakten zum Thema finden Sie hier: https://www.youtube.com/watch?v=5UgLueOeuWk)

- nach 16 Stunden IF: man trifft den Autophagie-Optimalpunkt, sie führt zu Entgiftung, auch zu Anti-Aging. Es wird angenommen, dass Trockenfasten die Autophagie dreimal schneller beschleunigt als Fasten mit Wasseraufnahme. Die Autophagie ist das „Rezyklieren" der Zelle: alte und kranke Zellteile, Mikroben und Mitochondrien werden entfernt und für Energiegewinn und für Gewebeaufbau verbraucht, was die Zellen verjüngt (wichtige Fakten zum Thema finden Sie hier: Medizinnobelpreis für den japanischen Wissenschaftler Yoshinori Ohsumi im 2016)

- Zwischen 16-24 Stunden-langes IF führt zu maximaler Wachstumshormonsynthese und zu maximaler Autophagie.

- Mehr als 24 Stunden IF führt zu erhöhtem Fettabbau und somit effektiver Gewichtsabnahme.

- Nach 24 oder 36 Stunden IF: die interne Stammzellenproduktion beginnt, spätestens am 3. Tag eines Wasserfastens, diese Zellen können alle Zellen im Körper erneuern, z.B. neue Darmzellen bilden - eine „naturheilkundliche Stammzellentherapie" (wichtige Fakten zum Thema finden Sie hier: www.gesund-heilfasten.de/blog/neu-darmzellen-durch-fasten/). Mit zunehmendem Alter sinkt die Stammzellproduktion. Besonders längeres Fasten ist eine erstaunliche Reparaturmaßnahme. Unglaublich aber wahr !!

- Die Entzündung sinkt nach 24 Stunden Fasten, und besonders nach 4 Tagen Fasten oder nach 12-24 Stunden Trockenfasten. Alle Autoimmunerkrankungen sind mit Entzündungen verbunden.

- Das Immunsystem wird erneuert: IF senkt die crp-Werte ab, und Ketone (Beta-Hydroxybutyrat, BHB) blockieren das NLRP3-Inflammasom, wobei sogar das gesamte Immunsystem nach 3 Tagen Fasten erneuert wird (wichtige Fakten zum Thema finden Sie hier: www.youtube.com/watch?v=zXCOuuSNqUk).

- Insulinempfindlichkeit wird erhöht (Diabetes-Prävention), der Stoffwechsel wird zurückgesetzt, das hilft beim Abnehmen, beschleunigt den Stoffwechsel und senkt das Hungerhormon.

- Gehirnstimulation durch Ketone, besonders bei Trockenfasten bildet sich BDNF („Gehirn-abgeleiteter neurotropher Faktor"; „Vom Gehirn stammender neurotropher Faktor"), die Gehirnneuronen arbeiten schneller, neue Neuronen und Synapsen bilden sich, bei IF von 18 Stunden bildet sich BDNF 50-100% mehr, wenn man 36 Stunden fastet steigt BDNF bis zu 400%; wenn BDNF zu niedrig ist, gibt es neurologische Risiken (Parkinson, Alzheimer); BDNF verbessert die Stimmung, gibt geistige Klarheit, besseres Gedächtnis; IF ist wie die Bewegung für die Muskeln.

- IF erhöht die Konzentration.

- Ketone (Beta-Hydroxybutarat [BRB]) passieren die Blut-Hirn-Schranke leicht und ernähren das Gehirn sehr rasch, reduzieren auch das Appetit.

- Verbesserung der Telomerlänge - Verlängerung der Lebensdauer. Der Mensch ist ca. so jung wie seine Telomerlänge – das sind die schützenden Kappen an den Chromosomenenden. Mit der ständigen Zellteilung werden diese Kappen kürzer, bis sich unsere Zellen nicht teilen können und somit vergreisen. Durch bestimmte Maßnahmen kann man diese Alterung jedoch aufhalten.

- Das durch Fasten aktivierte sympathische Nervensystem (SNS) verbrennt Fettgewebe und hält Sie schlank und fit.

- Das physische Training während des IF ist besonders effektiv - es erhöht alle Vorteile von IF wie z.B. der Fettabbau, wobei man zumindest einige Stunden vor Trainingsbeginn nichts essen sollte. Weitere Vorteile von Training während Fasten: der akute oxidative Stress (nicht dieser, sondern der chronische oxidative Stress ist schlecht) verstärkt die antioxidative Aktivierung: Gluthation (stärkster Antioxidans) und Superoxiddismutase (Reparieren und Erholung von freien Radikalen; c(yclisch) AMP / AMPk wird aktiviert - das zwingt den Körper, Glukose zu verbrennen und nach dem Training Fettgewebe zu verbrennen; MRFs (Muskelregulationsfaktoren): stimulieren das Wachstum neuer Muskeln und halten die Muskeln jung; durch mehr Epinephrinbildung wird auch mehr Fettmasse verbrannt (wichtige Fakten zum Thema finden Sie hier: www.youtube.com/watch?v=v8R7pCU1vq4).

- Erhöhte Antioxidantien - der Körper verfügt über ein Antioxidansnetzwerk. Wenn Sie länger fasten, kann dies zu einem Anstieg der Antioxidantien führen, da der Körper hier repariert und sich gegen Mikroben und andere Dinge verteidigt (z.B. Gluthation, Lipolsäure; Harnsäure - kurzfristig).

- Zellresistenz gegen Stress - Es hilft den Nebennieren, indem es die Stresstoleranz erhöht. Sie laufen nicht mehr auf und ab mit Zucker und gehen im Grunde genommen in diesen Reparaturmodus, in dem der Körper beginnt, die Resistenz gegen alle Arten von Stress zu erhöhen

- die psychologische Verbindung mit Essen wird verbessert: man versteht, wie oft man aus Appetit und wie selten man aus Hunger isst.

- Es wird vermutet, dass IF auch Krebsvorstufen abtötet. Besonders längeres Fasten verringert das Tumorwachstum. Tumore können in Ketonen nicht überleben und das IF und besonders längeres Fasten führt dazu, dass Ihr Körper mit Ketonen als Energiequelle versorgt wird. Krebs lebt von Zucker (& l-Glutamat) – Fasten erschöpft die Zuckerreserven (obwohl es gibt auch einige Krebsarten, die sich mit Ketonen ernähren).

- IF kann am Anfang zu einem schlechten Schlaf, aber später zu einem verbesserten und kürzerem Schlaf führen; durch Orexin (Neuropeptid stimulierende Wachheit) und zirkadianen Rhytmus durch periferielle Uhren, die durch Essen reguliert werden (möglicherweise wird durch Einschränkung des Essfensters die zirkadiane Schwingung der Kraft verbessert), IF erhöht die Sekretion von Melatonin (Schlafhormon, was zu einer Herunterregulierung der Insulinsekretion führt und umgekehrt (wichtige Fakten zum Thema finden Sie hier: https://www.youtube.com/watch?v=AB4S98_ZIPk).

- Weniger Zahnprobleme (Karies, Parodontose) - weniger Herden von Patogen- und Parasitenbakterien, was sehr unterschätzt wird.

- Noradrenalin verbrennt weißes Fettgewebe (nur das braune Körperfett ist vorteilhaft für uns), in Kombination mit Adrenalin und Katecholamin und durch die Lipase wird Fettgewebe verbrannt und die Muskeln geschont.

- IF verbessert die Arbeit der Mitochondrien, die die Energiekraftwerke unserer Zellen sind. Unglaubliche Energiemengen werden erhöht, wenn Sie fasten. Mitophagie wird auch erhöht (Mitochondrienrezyklierung).

- IF verringert das Niveau der Triglyceride (Blutfettwerte).

- IF minimiert den Blutdruck.

- Weniger Glykation – die Glykation ist endogen und exogen (durch Essen von über 120°C erhitztes Essen) und führt zu einer schneller Alterung. Durch IF erreicht man den Zustand der Autophagie (wie oben beschrieben). In diesem Prozess entfernt der Körper unsere Zellen, die durch Glykation geschädigt wurden. Und im autophagischen Zustand erhöht der Körper die Freisetzung eines Proteins namens Fibroblast Growth Factor 21 (FGF21) um den Faktor 10. FGF21 stört die Bildung von AGE (Advanced Glycation End-Products), was wiederum die Glykation unterdrückt.

- Man isst weniger, da man besser kaut und auch durch die Autophagie weniger Nahrung braucht.

- Man braucht nur eine moderate Menge an Protein für einen intermittierenden Fastenplan (100-300 g Protein / Tag rezykliert unser Körper!).

- Weniger essen verlängert das Leben - alle Langlebigkeitspfade werden durch Fasten gefördert.

- Preiswerterer, zeitsparender, konsumbewusster und ökologischer Lebensstil, da Sie weniger einkaufen und kochen müssen.

- Sie brauchen keine künstlichen oder besonderen Hilfsmittel um Ihre Gesundheit zu erlangen wie z.B. Fattburner oder andere Burner, Kohlenhydratblocker, Nahrungsergänzungsmittel, Kochbuch oder Kochbücher. Sie müssen auch nicht auf bestimmte Gruppen von Lebensmitteln verzichten (z.B. zuckerfrei oder fettarm essen, ketogene, vegane oder basische Ernährung, Verzicht auf Schokolade oder andere Süssigkeiten etc.). Sie müssen auch nicht Kraftsport oder Fitness-Training

* * *

IF bei Sport

Angesichts der Tatsache, dass Spitzensportler viel mehr Nahrung benötigen als Nicht-Spitzensportler und diese Nährstoffe über den Tag verteilen müssen, wenn sie mehrere tägliche Sitzungen haben, scheint dieser zeitlich begrenzte Ansatz eine nicht optimale Option zu sein. Für Freizeitsportler, die für kürzere Zeiträume und mit geringerer Intensität trainieren und daher einen geringeren Energiebedarf haben, kann jedoch ein IF angebracht sein, insbesondere für das Gewichtsmanagement.

* * *

Andere und fortgeschrittenere Formen von Fasten

Fasten ist wie physiologischer Urlaub für Ihre Organe (besonders Verdauungsorgane), und übt eine starke Reparaturwirkung auf den Körper aus. Das können Sie jeden Monat oder jeden zweiten Monat tun, mindestens viermal pro Jahr (Sie benötigen weniger täglichen Stress, um damit zu beginnen). Längeres Fasten bis zu fünften Tagen kann ohne ärztliche Aufsicht gefahrlos durchgeführt werden, natürlich nur wenn es richtig gemacht wird.

Die nächste Stufe der Fastenkunst wäre das sog. Trockenfasten. Entgegen der verbreiteten Meinung ist es nicht so gefährlich, da es eine medizinische Tatsache ist, dass beim Abbau eines Gramms Körperfetts ein Gramm Wasser freigesetzt wird. So trocknet der Organismus dabei nicht aus. Demnächst werden die Phasen, Vorteile und Gefahren von Trockenfasten nach Dr. Sergei Filonov und seinem Buch "Selbstheilung des Körpers" beschrieben.

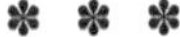

9 TAGE TROCKENFASTEN (TF) UND EINE BESCHREIBUNG DER WICHTIGSTEN HEILUNGSMECHANISMEN

Tag 1

Sie müssen sich psychologisch darauf einstellen, dass alles gut geht, und als letztes Mittel können Sie das Fasten ohne Konsequenzen brechen. Wenn Sie gut auf das TF vorbereitet sind und viel zu tun haben, vergeht der erste Tag normalerweise unbemerkt. Es ist wahr, dass Sie sich durstig und schwach fühlen können. Es ist ratsam, sich hinzulegen und auszuruhen und darauf zu achten, nicht viel zu sprechen.

* * *

Tag 2

Ab dem zweiten Tag wird der entzündungshemmende und immunstimulatorische Mechanismus des Trockenfastens ausgelöst, sodass Krankheiten wie Erkältung und Grippe vollständig geheilt werden können.

Wenn ein fremder Körper in den Körper eindringt, sei es ein Virus oder eine andere Infektion, beginnt das Immunsystem während des Trockenfastens eine Reihe komplexer chemischer Reaktionen.

Beim kurativen Trockenfasten passiert die Zerstörung von kranken, und nicht von gesunden Zellen, und das ist auch mit der Freisetzung von Lymphoepithelzellen im gesamten Verdauungstrakt verbunden.

* * *

Tag 3

An diesem Tag haben normalerweise die meisten Menschen, die TF angefangen haben, eine Azidose. Ein sehr wichtiger Punkt in dem TF ist die Azidosekrise, die beim Umstieg auf endogene Ernährung auftritt. Haben Sie in dieser Zeit keine Angst vor Ihrem Unbehagen, für Anfänger beginnt es normalerweise am 3. Tag. (Für einige Menschen kann der Übergang zur endogenen Ernährung durch das fünftägige TF jedoch ohne eine ausgeprägte Azidosekrise verlaufen.) Die Azidosekrise tritt auf, wenn die Konzentration von Ketonkörpern (Produkte des unvollständigen Abbaus von Triglyceriden oder Fetten) im Körper zunimmt und der Weg zu ihrer Verarbeitung nicht gefunden wird. Während dieser Zeit fühlt man sich unwohl und hat typische Anzeichen einer Vergiftung. Sobald jedoch die Verarbeitung von Ketonkörpern beginnt, nimmt ihre Konzentration nicht mehr zu, und da es sich um hochenergetische Komponenten handelt, werden Aminosäuren unter Verwendung von Kraftstoff synthetisiert, was zur Geweberegeneration führen kann. Der Regenerationsprozess kann mit starken Schmerzen einhergehen und Sie sollten darauf vorbereitet sein. In den Anfangsstadien vom TF kann die Azidosekrise am Tag 4, 3 oder sogar am Tag zwei auftreten. Mit jedem neuen Fasten kommt es früher.

Während dieser Zeit kann Aceton-Atem aus dem Mund, Übelkeit, Schwindel, Atemnot, Schwäche auftreten. Das Hungergefühl nimmt ab, der Durst wird erträglich. Der Blutdruck schwankt je nach den Eigenschaften des Körpers. Sie sollten vor nichts Angst haben, da sich die Symptome verschlimmern, wenn sich der Körper an die neuen Lebensbedingungen anpasst. Das Beste in dieser Zeit sind die ruhigen, langsamen Spaziergänge in der Natur. Eine Selbstmassage des Bauches, der Wirbelsäule und der Ventuli ist obligatorisch.

* * *

Tag 4

Der Druck sinkt oder kann steigen, die Körpertemperatur kann steigen. In SG sind dies normale physiologische Phänomene. Je nach Patient und Krankheitssymptomen sowie Geschlecht und Alter kann es zu einem Gefühl von Hitze oder Hitze kommen. Wie wir wissen, verbrennen die Toxine beim Trockenfasten sozusagen in ihrem eigenen Herd, weil in Abwesenheit von Wasser jede Zelle eine interne thermonukleare Reaktion auslöst. Es gibt eine Art extreme Expressmethode, um alles Unnötige, Schwere und Ungesunde in der Zelle zu zerstören. Für eine Weile wird jede Zelle zu einem Mini-Ofen, einem Mini-Reaktor. Es gibt eine Art Anstieg der Innentemperatur im Körper. Es kann sein, dass es nicht beim Thermometer registriert wird, aber während des Trockenfastens empfinden die Menschen es als inneres Fieber oder Hitze. . Alle Erkältungen sind völlig ausgeschlossen. Wie ich bereits sagte, wenn Sie es gut vertragen, gut zu gießen, können Sie barfuß im Schnee oder auf dem Tau laufen, mit Eiswasser duschen und sich in der Natur ausziehen. Eine Selbstmassage des Bauches und der Wirbelsäule des Ventus ist obligatorisch.

Bei hohen Temperaturen bilden sich krankheitsvorbeugende Antikörper aktiver. Die phagozytische und bakterizide Aktivität von zytotoxischen Neutrophilen ist erhöht, die Wirkung von Lymphozyten ist verstärkt.

Eine der wichtigsten Zellen, der T-Lymphozyt, arbeitet am besten bei hohen Temperaturen. Einige Krebsforscher haben die Größe ihrer Tumoren durch Erhitzen reduziert. Die Temperatur verringert die Lebensfähigkeit pathogener Mikroorganismen.

Das Fasten verstärkt die Wirkung von T-Helfer 2 (Th2)-Immunzellen, die im Kampf gegen Bakterien und Viren besonders wichtig sind.

* * *

Tag 5

Ab dem fünften Tag beginnen sich die Autolyseprozesse zu intensivieren. Autolyse ist eine Eigenschaft biologischer Objekte, ihre eigenen Strukturen unter dem Einfluss von Enzymen (Enzymen) und Phagozyten hydrolytisch zu zersetzen. Die Entfernung von Tumoren durch Autolyse hat gegenüber chirurgischen Eingriffen mehrere Vorteile.

* * *

Tag 6

Der Durst ist stark erhöht, wir wollen unseren Mund ausspülen, ihn zumindest ein wenig befeuchten. Der Schlaf kann um bis zu zwei Stunden reduziert werden. Unsere Reaktionen verlangsamen sich. Wir fangen an, das Fasten brechen zu wollen. Jeder merkt, dass wir nicht gut aussehen. Es ist jetzt wirklich wichtig zu verstehen, was Willenskraft bedeutet, um unser Ziel zu erreichen. Das Wichtigste dabei ist, die psychologische Anpassung mit dem Fasten fortzusetzen.

Trockener Hunger verstärkt die Apoptoseprozesse. Apoptose ist ein programmierter Zelltod, ein energieabhängiger, genetisch kontrollierter Prozess, der durch bestimmte Signale ausgelöst wird und den Körper von geschwächten, unnötigen oder beschädigten Zellen befreit.

Während des Hungers ist der Prozess universell - einerseits nimmt die physiologische Apoptose zu: der Körper wird durch den Tod alter, kranker und veränderter Zellen erneuert und verjüngt. Zum anderen werden die pathologischen Mechanismen der Apoptose beseitigt: vorzeitiges Altern, Krebs usw.

Nach modernen Konzepten ist Apoptose ein allgemeiner biologischer Mechanismus, der für die konstante Anzahl von Zellpopulationen sowie für die Bildung und Abstoßung defekter Zellen verantwortlich ist. In unseren Beobachtungen erfolgt die Aktivierung des Prozesses der Ernährungsapoptose nach zwanzig Stunden Trockenfasten (wenn die richtige Fastenmethode befolgt wird). Bei einer kontinuierlichen Ernährung wird Kalorienverschwendung zu einem Hauptproblem. Sie verursachen Krankheiten und vorzeitiges Altern. Trockenfasten ist daher eine der vielversprechenden Methoden zur Verbesserung der Lebensqualität.

* * *

Tag 7

Dieser Tag kann einer der heilsamsten aller vorherigen sein. Während dieser Zeit gab es eine starke Reinigung und Erneuerung der menschlichen Energie. Dann können wir ungewöhnliche oder seltsame Träume träumen: Schlangen, Würmer usw. kommen aus unserem Körper etc.. Auf diese Weise werden wir pathologische Energie los. TF ist meist eine verstärkte spirituelle Aktivität, die dazu dient, Seele und Körper von den parasitierenden Wesenheiten zu reinigen, die auch dazu dient, den Willen zu stärken und das positive Denken zu fördern. Warum gibt es einen Prozess der Energiereinigung und -erneuerung? Während dieser Zeit wird ein einzigartiger Mechanismus ausgelöst - altes "totes" Wasser wird durch hochwertiges "lebendes" Wasser ersetzt.

Wasser kann nicht nur nützlich sein, es kann uns auch schaden.

1932 tourte eine Sensation durch die Welt. Abgesehen vom gewöhnlichen Wasser gibt es in der Natur schweres Wasser. Der Wasserstoff wird vom Deuteriumisotop in seinen Molekülen ersetzt. In der Natur kommt es in extrem geringen Mengen vor. Kürzlich wurde jedoch entdeckt, dass schweres Wasser auch im menschlichen Körper vorhanden sein kann. Wasser mit hohem Deuteriumgehalt wird auch als totes Wasser bezeichnet. Es löst sich nur schwierig vom Körper und es vergiftet ihn langsam. Laut einigen Wissenschaftlern ist dies auf eine Informationsvergiftung des Wassers zurückzuführen. Es wurde festgestellt, dass ein schwerer, negativer und niederfrequenter Gedanke, wenn er mit großer Energie ausgesprochen wird, die Wasserstoffatome schließlich neu ausrichten und sie verdoppeln. Und dann wird gewöhnliches Wasser tot.

Exogenes und endogenes Wasser kann mit dem schmutzigen Fluss verglichen werden, in dem die lokale Chemiefabrik während der Frühlingsfluten ihre Abfälle entsorgt, und mit dem

Gebirgsbach, der aus dem Erdinneren entspringt und mit geschmolzenem Wasser mit heilender Energie gefüllt ist. Während des TF wird altes „totes" Wasser durch hochwertiges „lebendes" Wasser ersetzt, das vom Körper selbst synthetisiert wird, und alle negativen Informationen, die in unserem Körper gespeichert sind, werden gelöscht.

Dieses Phänomen ist einer der größten Vorteile dieser Art des Fastens und wahrscheinlich einer der wichtigsten Heilmechanismen des Trockenfastens. Es gibt keinen solchen Mechanismus bei irgendeiner Art von Heilungshunger in der Natur. Es ist eines der wichtigsten und von großer Bedeutung für die Erneuerung der Energiebilanz des menschlichen Körpers.

* * *

Tag 8

Während dieser Zeit wird der Antitumormechanismus maximal aktiviert. Es ist ein entscheidender Faktor bei der Behandlung von gutartigen Tumoren und zystischen Tumoren.

In einem gesunden Organismus werden die mutierenden Zellen ständig bekämpft - der Körper lässt nicht zu, dass die neu gebildeten atypischen Zellen zusammenwachsen und einen dichten Tumor bilden. Der Kampf wird von der Antitumor-Immunüberwachung angetrieben - den drei Zelltypen: Makrophagen, natürliche Killer (NK-Zellen) und zytotoxische T-Lymphozyten (CTLs). Was ist der Mechanismus der Krebsbekämpfung durch Hunger?

- Während des Hungers wird eine kraftvolle Reinigung des Körpers durchgeführt, die dazu beiträgt, die Reifung natürlicher Killer zu beschleunigen, was zu einer großen Menge ihrer reifen, fähigen Formen führt. Die Lebensdauer von Makrophagen, CTLs und NK-Zellen wird ebenfalls wiederholt erhöht. Vor allem werden sie aktiviert, wonach sie nicht nur atypische maligne Zellen zerstören können, sondern auch eine hohe zytotoxische Aktivität gegen veränderte Zellen aufweisen. Das Tumor- und Interleukin-Nekrose-Faktor erhöht sich. Wenn die Phagozyten ohne Nahrung bleiben, erfüllen sie ihre direkten Verpflichtungen, Bakterien, Viren, Zelltrümmer, alte, sterbende Zellen einzufangen und zu verdauen (wodurch der Körper erneuert und sogar verjüngt wird). Alle veränderten und sogar krebsartigen Zellen, die normalerweise im Körper vorhanden sind, werden verdaut. Wie wir wissen, beginnen pathologisch veränderte Zellen im Körper, einschließlich Krebs, bei hohen Temperaturen zu sterben. Während des Trockenfastens steigt die Innentemperatur im Körper. Dann werden alle Stoffwechselprozesse beschleunigt, sodass selbst die Krebszellen prompter zerstört werden und nicht mehr funktionieren.

Ein Tumor kann die Größe einer Reißzweckenspitze nicht überschreiten, bis er eine Quelle unabhängiger Blutversorgung erhält. Seine Angiogenese liefert Sauerstoff und Nährstoffe für sein Wachstum und seine Verteilung. Beim Trockenfasten verdickt sich das Blut, insbesondere in pathologisch veränderten Geweben, das Wachstum von Blutgefäßen im Tumor wird unterdrückt, seine Blutversorgung und Nahrungsaufnahme verschlechtert sich und daher wird das Wachstum des Tumors gehemmt. Bei einer gestörten Blutversorgung, insbesondere bei großen Knoten, beginnen sie zu degenerieren: die Läsion hat eine weiche, gallertartige Konsistenz. Eine weitere Degeneration kann zum vollständigen Verschwinden pathologisch veränderter Knoten beitragen.

Wissenschaftler glauben, dass der Tumor hungern kann, wenn die Nahrungszufuhr auf ein vernünftiges Minimum reduziert wird.

* * *

Tag 9

Aufgrund meiner eigenen Praxis halte ich diesen Tag für einen der bedeutendsten in der Heilung. Wenn Sie ihn erreicht haben, versuchen Sie, alle Anstrengungen zu unternehmen, setzen Sie all Ihre Geduld und Willenskraft ein, um ihn zu überwinden. Eine solche Dauer hat eine sehr starke verjüngende Wirkung.

Fazit

Zur Zeit sind sich praktisch alle Experten einig, dass IF unseren Körper reinigt und verjüngt, und unzählige Vorteile hat, die weit über die rein gesundheitlichen hinaus sind. IF (und andere, längere Fastenarten) lohnt sich also auf jeden Fall, zumindest probiert zu werden, und eignet sich fast für jede Menschengruppe.